L. OTT

LE SIÉGE DE WATTWILLER

ET LE

SAC D'UFFHOLTZ

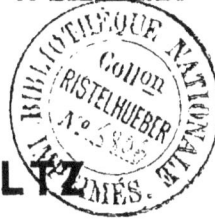

PAR LES RUSTAUDS,

en *1525*

Par un Contemporain.

————➤➤➤➤❦❧◄◄◄◄————

MULHOUSE.

IMPRIMERIE RISLER. — E. KOENIG, SUCCESSEUR.

1872.

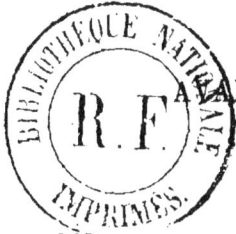

AVANT-PROPOS.

———

Pour bien comprendre l'importance du document historique qui fait l'objet de cette petite brochure, il faut se rappeler que les dissensions religieuses du XVIᵉ siècle donnèrent lieu à la révolte des paysans. Sous le prétexte de la liberté religieuse, les paysans d'Allemagne prétendirent s'affranchir de toute soumission. La révolte gagna aussi l'Alsace. Elle éclata dans le Sundgau, en 1525, immédiatement après les fêtes de Pâques. Les rebelles, après avoir brûlé les registres des dîmes, ravagé les presbytères, les églises et les couvents, tels que Schœnensteinbach, Ottmarsheim, Oehlenberg et autres, tentèrent de s'emparer des villes. Ils se portèrent donc en masse vers le vignoble, et se présentèrent le 6 mai devant Soultz, ou les habitants, qui sympathisaient avec eux, leur firent bon accueil. Le lendemain ils furent devant Guebwiller, où ils trouvèrent quelque résistance ; mais la masse des bourgeois ayant été d'intelligence avec les rebelles, les portes de la ville leur furent ouvertes.

«Le 4 septembre suivant, un rassemblement considé-
rable se dirigea sur Uffholtz ; après s'être emparé du
village et avoir tué quelques habitants, les vainqueurs
firent entrer la masse de la population dans l'église
et les y enfermèrent pour se livrer plus tranquille-
ment au pillage. Aucune maison ne fut épargnée et les
malheureux habitants se virent réduits à la dernière
misère.

«Le surlendemain les révoltés se dirigèrent sur la petite
ville de Wattwiller et firent tous les efforts pour la
prendre d'assaut ; mais ils furent obligés de battre en
retraite le jour suivant. Peu après, ils essayèrent une
seconde attaque ; ils furent encore repoussés avec vigueur.
Ils se présentèrent pour la troisième fois avec un re-
doublement de forces, cette fois le choc fut des plus
violents et l'assaut dura trois heures. Les assiégés
opposèrent une vive résistance ; ils tuèrent à l'ennemi
cent vingt hommes, sans compter les blessés qu'ils
mirent hors de combat : ceux des habitants qui se trou-
vaient au château du Hirtzenstein, situé au-dessus
de Wattwiller, dirigèrent un feu continuel sur les assiégeants, et ne contribuèrent pas peu à la troisième
délivrance de la ville, qui ne perdit dans cette affaire
que trois hommes. Les insurgés se replièrent sur Uff-

holtz ; mais ne pouvant s'y maintenir, ils se portèrent en masse à Leimbach, probablement dans l'intention de se jeter sur la ville de Thann. Cependant le découragement gagna peu à peu leurs rangs ; ils se débandèrent et rentrèrent dans leurs foyers, après avoir couvert le pays de deuil et de ruines. »

Tel est le récit que donne M. l'abbé Merklen , dans son histoire d'Ensisheim du siège de Wattwiller et du sac d'Uffholtz par les rustauds, d'après la chronique de Thann et celle de Guebwiller. Il diffère en quelques points essentiels de notre récit et le complète en d'autres. A part quelques exagérations que nous signalerons chemin faisant , nous n'hésitons pas à ajouter une plus grande confiance au récit d'Ott, malgré sa forme dithyrambique, qu'à celui des chroniqueurs de Thann et de Guebwiller qui écrivaient au fond de leurs cloîtres et sur oui-dire, tandis que Ott avait payé de sa personne sur les remparts de la ville assiégée.

Il nous reste à dire quelques mots sur la facture même de l'œuvre de notre concitoyen du XVIe siècle qui n'avait pas encore été traduit et dont on ne connaît plus qu'un seul exemplaire, qu'on conserve à Stuttgart dans la bibliothèque du roi de Wurtemberg, où il est classé parmi les *Fliegende Blœtter* du XVIe siècle. C'est un chant guerrier de 51 strophes chacune de 5 vers, allemands que nos *Farende Leut* allaient sans doute chanter de villes en villes, de villages en villages avec accompagnement de fifres et de tambourins ou d'autres instruments de musique, comme font encore de nos jours les musiciens ambulants qui vont aux foires et aux marchés vendre leur cantilènes, en portant de grands tableaux pour rendre leurs chansons plus saisissantes.

LA GUERRE DES ARMAGNACS
1525.

La verte prairie était émaillée de fleurs, les unes
étaient rouges, les autres étaient blanches. L'été appro-
chait; l'été, la saison des batailles, la saison des grands
coups d'estoc et de taille.

2.

Les vendanges approchaient ; on rentrait les récoltes
au son des fifres et des tambourins. Plus d'un jeune
Armagnac s'en réjouissait et marchait sur Uffholtz.

3.

C'était un dimanche. A l'approche des Armagnacs,
plus d'un bourgeois d'Uffholtz s'enfuit dans les forêts
de la montagne.

4.

Tous ensemble ils entrèrent à Uffholtz. Ils y trouvèrent

---

¹ C'est déjà ainsi que sont appelées les troupes que le Dau-
phin depuis Louis XI avait disséminées en Alsace, après la ba-
taille de St-Jacques près Bâle, (25 août 1444). C'était un ramas-
sis d'Anglais, d'Ecossais, d'Espagnols et d'aventuriers de toute
espèce, qui avaient été à la solde du comte d'Armagnac.

Il va sans dire que les véritables Rustauds, les *Armen Jäger*,
les pauvres Jacque de 1525, n'avaient de commun avec les Armagnacs qu'une ressemblance de nom. Les paysans révoltés de
l'Alsace formaient trois bandes. celle d'Altdorf, celle de Neubourg
et celle de Habsheim. Cette dernière s'est subdivisée pour mar-
cher sur Réguisheim, Wittenheim et Cernay. C'est donc de Habsheim qu'étaient venus les assiégeants de Wattwiller.

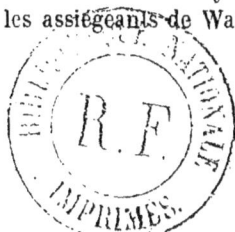

du bon vin en abondance et d'excellentes provisions. Et avant qu'il fût mardi soir, ils avaient commis de grands dégats.

5.

Et le village étant tombé entre leurs mains,[1] ils firent tous les bourgeois prisonniers de guerre. Pour avoir la vie sauve, il fallut payer 500 florins de rançon.

6.

Les Armagnacs se vantaient de faire la guerre pour la justice; malheur à eux, ils s'en repentiront. Quelle honte ! Ils cherchaient l'évangile au fond des coffres, le marteau et la tenaille à la main.

7.

L'abbé de Murbach [2] ayant appris que les Armagnacs s'étaient emparé d'Uffholtz, songea, dans sa grande âme, à nous venir en aide.

8.

Que Dieu conserve le Prince en sa sainte garde, nous l'en supplions tous, jeunes et vieux. Honneur à lui ! pour sauver notre ville, il nous envoya de valeureux Landsknecht [3].

9.

On les fit entrer par la porte haute. Nous jurons avec eux de garder la ville tant qu'il restera pierre sur

---

[1] Uffholtz avait donc quelques moyens de défense. Il reste quelques vestiges de porte au bas du village, à la maison Ficht, et un fossé nommé Dorffgraben.

[2] George de Massevaux tenait alors la crosse abbatiale.

[3] Ces Landsknecht étaient de Guebwiller, suivant la chronique de cette ville. On donnait alors à un Landsknecht quatre florins de solde par mois.

pierre, de tout perdre, corps et biens, plutôt que de nous rendre.

10.

Ah ! si ceux d'Uffholtz y avaient mieux songé, s'ils avaient apporté leur vaillant à Wattwiller, à Wattwiller la petite ville, rien ne leur aurait été pris.

11.

Ils n'en ont rien fait, malheur à eux et quelle honte ! Ah ! combien de fois ils se sont repentis de n'avoir pas eu confiance en nous, en Wattwiller, la petite ville.

12.

Ce fut un lundi qu'arriva Wetzel, le chef des Armagnacs. [1] Il fit écrire une lettre de défi qu'il envoya à Wattwiller, la petite ville, par une femme, oui vraiment par une femme [2].

13.

Quelle honte pour les Armagnacs ! n'ont-ils donc dans leur pays d'autres messagers que des femmes? Quoi des femmes pour nous jeter des défis de guerre!

14.

Puis ils nous envoyèrent une autre sommation, c'est Georges Kürnsner qui nous l'apporta. Henri Weinzepfel était avec les Armagnacs. Quelle honte !

15.

Ce fut à la porte haute qu'on l'apporta, la menace à la bouche. « Ah ! vous ne voulez pas nous laisser entrer,

---

[1] Le prénom de ce chef de bande était Henri. C'est tout ce que nous avons pu en apprendre.

[2] Voir pour les lettres de défi ou de défiance, Monteil, histoire des Français, Tome 1. Page 51.

eh bien nous jetterons notre lettre dans le fossé. » [1]
Et ils la jetèrent dans la fontaine du Mertzenbrunnen [2].

16.

On ouvrit la lettre, car on voulait savoir ce qu'elle
contenait. On la lut aussitôt à Wattwiller devant la
commune assemblée. J'y étais en personne.

17.

Cette lettre disait que Wetzel était le général en chef
du Sundgau et de la Haute-Alsace. Il n'en était rien,
c'était un titre qu'il se donnait à lui-même. »

18.

Ceux de Wattwiller n'en furent pas dupes. Ils lui
envoyèrent un messager assermenté pour lui demander
quelque répit. « Non, répondit Wetzel, nous nous met-
trons en route à l'instant même.

19.

Le fait suivit de près la menace. Mardi, à la neuvième
heure, l'affaire devint sérieuse ; les tambours battent.
A la rescousse, Armagnacs, à Wattwiller, courons à
Wattwiller.

20.

En guise d'étendard ils portaient un grand bouquet.
En sortant d'Uffholtz, ils prirent par les prés de la

---

[1] C'était une manière assez ordinaire de se déclarer la guerre.
Voir dans l'histoire de Mulhouse les procédés de Herrmann Klée
qui affichait ses lettres de défiance à la porte extérieure de la
ville. C'est le sujet d'un tableau du musée de Mulhouse.

[2] Une fontaine porte à Soultz le même nom. *Mertzen* en lan-
gue celtique signifie fontaine comme *brunnen* en allemand. Les
tautologies de cette espèce sont assez fréquentes en Alsace. Le
Mertzenbrunnen de Wattwiller n'existe plus.

Creutzmatt [1] et s'avancèrent en rangs serrés. — Quel échec ils vont subir !

21.

Ils jurèrent tous ensemble que leur plus grand souhait, leur vœu le plus ardent était que tous ceux qui avaient plus de sept ans périraient par leurs mains.

22.

Mais Dieu, qui du plus haut de son trône voyait le mal qu'on voulait nous faire, nous sauva d'un sort si cruel. Ils s'avancèrent, en bon ordre, jusqu'à la route de Soultz.

23.

Ils n'eurent ni trève ni repos, et coururent tous sus à Wattwiller, à Wattwiller la ville forte ! Réjouissez-vous, bonnes gens, il vous arrive beaucoup de convives.

24.

Je ne puis vous en dire le nombre, mais j'estime qu'ils étaient bien seize mille [2]. De vrai, on peut m'en croire, au siége de la place ils marchaient sur deux colonnes.

25.

Wetzel s'avançait à cheval, son chapeau au bout d'une lance. Jean zu der Matten chevauchait avec non moins d'ardeur. Les deux arrivent de conserve à la porte de Wattwiller, où ils voulurent faire une harangue.

26.

Wetzel portant la vue à la hauteur de la tour: «Bourgeois, livrez-nous votre ville, rendez-vous corps et biens, si non, pas un de vous n'aura la vie sauve !»

---

[1] C'est encore ainsi qu'on appelle les premières prairies qui se trouvent à main droite en sortant d'Uffholtz.

[2] Ce nombre nous paraît exagéré. Comment ? 16000 hommes n'auraient tué que trois hommes aux assiégés ?

27.

Mais le commandant de la forteresse «nous ne sommes pas des vôtres, nous ne te donnerons ni notre or, ni notre argent. Laisse-nous en paix. Sache qu'à Wattwiller il y a des braves, que tu ne chasseras certes pas.»

28.

Vraiment les Armagnacs ne se piquaient pas d'honneur. Rompant cette courte trève, ils entamèrent le pont-levis et la barrière. Les preux n'en agissent pas ainsi.

29.

Jean Zimmermann, d'une voix stridente «Si vous ne renoncez à vos méchants desseins que Dieu nous vienne en aide». Notre capitaine, regardant par les crénaux, «que Dieu soit avec nous qui occupons la ville et que le diable vous emporte, vous qui l'attaquez.»

30.

Ce fut sa dernière parole. Un fauconneau ouvrit le feu [1], les arquebuses se mirent à l'unisson de sa voix. Six des Armagnacs qui se tenaient sur le pont mordirent la poussière.

31.

Sébastien de Wattwiller, noble guerrier ! [2] que tu

---

[1] Les fauconneaux étaient des pièces d'artillerie de 6 à 7 pieds de longueur, de 2 pouces de diamètre et dont le boulet pesait une livre et plus.

[2] La famille des *de Wattwiller* s'est éteinte avec Appolonie de Wattwiller qui épousa un de Flachslanden. C'est par le mariage d'une fille de ce dernier avec Elie de Gohr, commandant du siége de Landsberg, en 1648, que l'hôtel Flachslanden de Wattwiller est advenu à la famille de Gohr, qui l'a toujours possédé depuis.

fus beau, que de coups tu tiras d'arquebuses et de cou-
leuvrines [1], que de regrets tu eus de voir fuir devant
toi tant de méchants gars.

32.

Et toi Hirtstein, fier donjon, que de coups tu lanças
contre les Armagnacs, et sans les arbres qui les cachaient
à ta vue combien plus tu en aurais envoyés de vie à trépas.

33.

Ils coururent ensuite à la porte haute, croyant qu'elle
n'était pas fermée. Mal leur en prit, on leur jeta de
l'eau bouillante sur la tête.

34.

En vérité on ne leur laissa pas de temps à perdre.
Nous leur lançâmes des flèches de St.-Etienne, [2] de l'eau
bouillante et des ruches à miel. Ce ne fut pas de
leur goût, car aucun ne voulut rester dans le fossé.

35.

Honneur et gloire aussi aux vaillantes femmes de
Wattwiller : jeunes et vieilles, elles portèrent, l'une à
l'envi de l'autre, des pierres sur la muraille et les
remparts. On en gratifia plus d'un Armagnac à lui faire
rouler pour la dernière fois les yeux dans l'orbite.

36.

Ce fut en frémissant de colère que les Armagnacs
perdirent cet assaut. Ils levèrent pied et se mirent à
courir comme si on les avait trahis.

37.

Ils montèrent sur les glacis de la place, de là encore
plus d'un Armagnac en fuite roula dans le fossé.

---

[1] Pièce d'artillerie plus longue que les canons ordinaires.

[2] Des pierres, par allusion au martyre de St.-Etienne qui fut
lapidé.

38.

Ils prirent à travers la Dorfmatt[1], là on vit plus d'un jeune Armagnac fuir honteusement. Aucun ne voulut être le dernier, tant ils avaient hâte de déguerpir.

39.

Sans honte, ni vergogne ils se rallièrent sur le Rechen[2], là ils firent serment d'avoir raison de la ville.

40.

Aucun d'eux ne voulut être le dernier. Fasse le ciel, dirent-ils, que nous pénétrions dans la ville, et personne n'échappera à notre colère, ni femme ni enfant, ni jeune ni vieux.

41.

Ils n'avaient pas manqué de prévoyance, car ils traînaient avec eux un chariot chargé d'échelles. Quand je l'appris ils le conduisaient vers le moulin, où ils le déchargèrent dans le fossé.

42.

Pour la troisième fois ils montèrent à l'assaut. Cette fois il en dut coûter la vie à plus d'un assaillant. C'est ici que l'arquebusade fut vive. Plus d'une femme d'Armagnac en eut à pleurer son mari.

43.

Que Dieu et sa tendre mère en soient loués; aucune échelle ne fut dressée. Dès qu'on voulait en placer une contre le rempart, un coup de feu faisait rouler dans le fossé l'assaillant et son échelle.

---

[1] Prairie au Nord-Est de Wattwiller appartenant à M. de Gohr. Elle porte encore le même nom.

[2] Prés au Sud de Wattwiller appartenant à divers propriétaires. Ils portent encore le même nom.

44.

Les Armagnacs en eurent le cœur navré de douleur.
Ils n'avaient plus ni poudre, ni pierres.[1] C'en est fait,
comment tirer. Ils suffoquaient de colère, ils frémis-
saient de rage.

45.

Près de la tour du moulin, ils perdirent leur dernier
assaut ; fuyant de là ils se traînèrent à plat ventre à
travers les vignes, comme des barbets.

46.

De là ce dicton qui met encore en colère plus d'un Armagnac : « le chapitre de Murbach a un chien noir[2],
qui a mordu bon nombre d'Armagnacs. »

47.

Ils jurèrent ensuite : « Puisque nous n'avons pu
prendre cette ville, nous n'en prendrons pas d'autres. »[3]
Beaucoup d'entre eux pleuraient de rage.

48.

Ils reprirent le chemin d'Uffholtz. Le siège de Wattwiller avait duré six heures. Les Armagnacs n'y ont
rien gagné que honte et colère.

49.

Ils passèrent la nuit à Uffholtz. Ils avaient acquis
peu de gloire. Le matin on battit le tambour, « aux
armes, Armagnacs, partons d'ici. »

50.

Je l'ai entendu dire pour vérité : ils roulèrent leur

---

[1] Les rustauds avaient donc des canons à boulets de pierre
ou des pierriers. Ces canons avaient jusqu'à douze pieds de longueur. Ils étaient en fonte de fer.

[2] Allusion aux armoiries de sa sérénissime abbaye : Porte
d'argent à un levrier de sable.

[3] Leur découragement était donc bien grand.

petit drapeau autour de sa hampe. Wetzel et Jean von der **Matt** firent fuir si vite leurs hommes d'armes qu'ils furent obligés de patauger à travers la rivière.

51.

Celui qui nous a chanté cette chanson nouvelle est Léonard Ott; il l'a chantée telle que vous venez de l'entendre. Il a été lui-même au siége de Wattwiller, où plus d'un Armagnac a succombé sous ses coups.

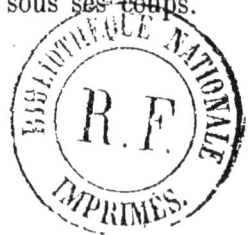